[Conserver la Couverture]

L. VACHERON

La Lécithine

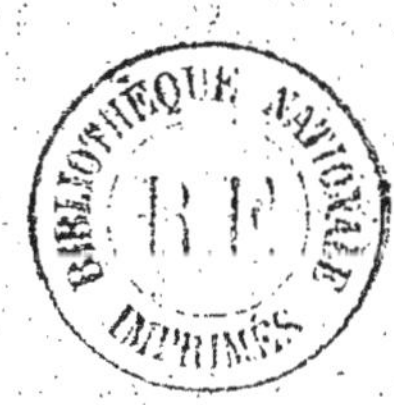

Nouvelle forme de la Médication phosphorée.

2ᵐᵉ ÉDITION

contenant les Communications faites à l'Académie de Médecine,

jusqu'à ce jour (1ᵉʳ décembre 1901.)

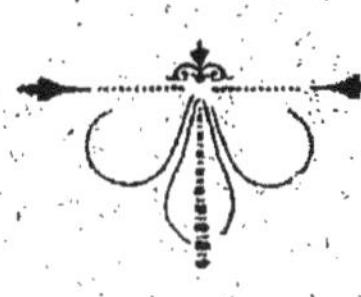

Sur une nouvelle Forme
de la Médication phosphorée

La Lécithine

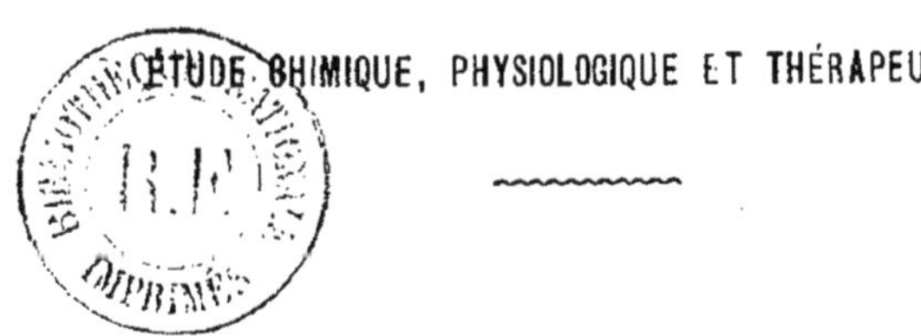

ÉTUDE CHIMIQUE, PHYSIOLOGIQUE ET THÉRAPEUTIQUE

I

DE LA NUTRITION GÉNÉRALE

ET DE LA

MÉDICATION PHOSPHORÉE

Claude Bernard a dit que la vie était caractérisée par l'enchaînement de deux ordres de phénomènes : 1° des phénomènes d'usure ou de destruction vitale, correspondant à l'activité fonctionnelle de l'organisme ; 2° des phénomènes plastiques ou de création vitale qui correspondent à la régénération organique.

Dans tout être vivant il se fait un perpétuel mouvement aboutissant à un changement constant de ses particules. D'une part, l'activité fonctionnelle se dé-

Formation et usure des tissus

veloppant au détriment des tissus, aboutit à la production de déchets qui sont rejetés au dehors, et d'autre part, l'apport de matériaux nouveaux venus de l'extérieur, s'adaptant à l'organisme, produisent, par un processus rénovateur, la réédification de ces tissus. Il se fait donc comme un courant de matière qui traverse incessamment l'être vivant et le renouvelle dans sa substance en le maintenant dans sa forme. C'est dire qu'on peut concevoir la vie comme essentiellement due à une succession de phénomènes chimiques.

Les éléments simples constitutifs des êtres vivants tels que l'azote, le carbone, le phosphore, etc., pénétrant du dehors dans l'organisme passent par un cycle de réactions effectuant d'abord la synthèse de corps organiques complexes à poids moléculaire élevé, tels que les matières albuminoïdes, les hydrates de carbone, les corps gras, les lécithines, etc., qui constituent les principes immédiats dont sont formés les êtres vivants. Puis, par des phénomènes de désintégration, de simplification moléculaire, dus à des réactions oxydantes ou hydrolytiques, ces produits de synthèse se transforment en des éléments de plus en plus simples jusqu'à leur destruction totale.

Mais ces transformations chimiques sont accompagnées de réactions thermiques indiquant qu'il se fait aussi des transformations d'énergie. La synthèse des substances organiques complexes est endothermique, c'est-à-dire qu'elle se fait avec absorption de chaleur, ce qui correspond à l'accumulation dans ces substances et par suite dans l'organisme d'une certaine somme d'énergie. Leur destruction est exothermique, elle dégage de la chaleur ; la désagrégation moléculaire libère donc une certaine quantité d'énergie qui servira à la manifestation de l'activité vitale. Activité fonctionnelle et dépense d'énergie sont deux phénomènes inséparables, or, l'énergie ainsi dépensée a toujours sa source dans l'énergie des substances organiques dont dispose l'être vivant.

Il est donc évident que l'existence des êtres vivants est étroitement en rapport avec la quantité et la nature des éléments venus du dehors ; il faut, en outre, que ces corps soient offerts aux organismes sous une forme et dans un état de combinaison qui rendent possible leur assimilation et de préférence dans un état facilitant autant que possible les opérations chimiques de la vie.

A l'état physiologique les phénomènes d'usure avec production de chaleur et d'énergie et les processus de reconstitution se font normalement, les éléments nécessaires à l'édification des nouveaux tissus étant empruntés aux aliments convenablement choisis. Dans l'état pathologique ce sont les réactions de destruction qui dominent ; les déchets abondent, s'éliminant souvent très imparfaitement, la reconstitution se fait mal, soit par défaut d'apport extérieur, soit surtout par diminution de la capacité d'assimilation. Il est donc de toute nécessité de fournir au malade des matériaux parfaitement assimilables, des substances de choix qui soient les favorites de l'organisme. C'est là un point important qui domine toute la question de l'alimentation du malade, mais qui a souvent aussi une grande importance dans l'institution du traitement thérapeutique, le médicament devant toujours être donné sous la forme la plus assimilable.

Parmi les éléments simples constitutifs des êtres vivants, il en est un, le phosphore, qui joue un rôle prépondérant tel, dans l'édification des tissus, que Bouchard a pu dire « sans phosphore nulle cellule ne peut se former, ni même subsister. » Nombreuses sont les maladies dans lesquelles la désagrégation moléculaire met en liberté et rejette comme déchet cet élément essentiel, d'où l'obligation d'établir, pour suppléer à cette perte, une médication phosphorée ; mais, songeant aux considérations précédentes, il est de toute nécessité d'administrer le phosphore sous la forme la plus absorbable et surtout la plus capable de subir le travail d'adaptation parfaite au milieu auquel il est destiné.

Les médicaments à base de phosphore sont nombreux : acide phosphorique, phosphures, hypophosphites, phosphates, glycérophosphates, mais leur assimilation est fortement mise en doute et nombreuses sont les controverses que la littérature médicale a dû enregistrer à leur sujet.

Un nouveau médicament, la lécithine distéarique extraite du jaune d'œuf, qui vient d'entrer dans la thérapeutique, semble représenter, d'après des expériences modernes, la médication phosphorée de choix.

La lécithine n'est pas un médicament nouveau, au sens habituel du mot, elle est connue depuis longtemps. On la retrouve abondamment distribuée dans l'organisme, surtout dans les organes essentiels, comme le cerveau et la moelle ; elle constitue la partie essentielle du jaune d'œuf et c'est à elle que celui-ci doit ses propriétés si fortement nutritives.

Constituée, comme nous le verrons plus loin, par une combinaison organique contenant à la fois du phosphore, de la matière azotée, de la matière grasse, elle représente une substance nutritive de premier ordre. D'autre part, étant un produit naturel absolument identique comme composition et comme proportion à la lécithine du cerveau, il est évident que cette substance doit présenter des propriétés physiologiques et thérapeutiques fort intéressantes. C'est ce qui nous a décidé à présenter un travail de mise au point de cette question de la lécithine et à mettre en lumière les essais cliniques et les emplois thérapeutiques qu'elle comporte. Nous sommes d'autant mieux qualifié pour effectuer ce travail, que depuis deux ans nous nous occupons de la lécithine surtout chez les végétaux, et que nous sommes arrivé à extraire du jaune d'œuf par un moyen pratique et en grand la lécithine qu'il contient.

Nous diviserons cette étude en quatre parties :

1° Considérations chimiques ; 2° action physiologique ; 3° action thérapeutique ; 4° communications récentes expérimentales et cliniques.

II

ÉTUDE CHIMIQUE

HISTORIQUE. — Les premières indications sur la présence d'une graisse phosphorée dans le cerveau humain et dans le jaune d'œuf datent de 1812, et sont de Vauquelin, mais c'est Gobley qui, en 1846, au cours de ses recherches sur le cerveau et le jaune d'œuf, caractérisa la lécithine et lui donna son nom. Ce furent Hoppe-Seyler, puis Diakonow et Strecker qui parvinrent à isoler de la lécithine pure et étudièrent ses produits de décomposition. De leurs recherches il résulte qu'il peut exister au moins trois lécithines différentes : une lécithine distéarique, une dipalmitique, une dioléïque.

Rapport entre la lécithine et les glycérophosphates.

CONSTITUTION. — Les lécithines sont des produits qui dérivent de la combinaison de l'acide glycérophosphorique avec un acide gras et avec une base, la *choline*. L'acide glycérophosphorique provient lui-même d'une combinaison de l'acide phosphorique avec la glycérine. Sa formule est :

$$PO \begin{cases} OH \\ OH \\ O\text{-}C^3H^5 \begin{cases} OH \\ OH \end{cases} \end{cases}$$

Acide glycérophosphorique.

Il contient encore 4 H remplaçables, deux dans le

noyau acide phosphorique, deux dans le noyau glycérine. Il s'ensuit que l'acide glycérophosphorique est
deux fois acide et deux fois alcool.

Les hydrogènes du groupe acide peuvent être
remplacés par un métal pour donner des sels, par
exemple par le calcium pour donner du glycérophosphate de chaux.

$$PO \begin{bmatrix} \begin{matrix} O \\ O \end{matrix} \end{bmatrix} Ca \\ OC^3H^5 \begin{bmatrix} OH \\ OH \end{bmatrix}$$

Glycérophosphate de chaux.

Avec les bases organiques, il se fait des sels dè
même genre.

Les hydrogènes alcooliques peuvent se combiner
avec des acides pour donner des éthers, par exemple
avec les acides gras, oléique, palmitique ou stéarique.
On obtient alors des acides distéaroglycérophosphorique, dioléoglycérophosphorique, dipalmitoglycéro-
phosphorique.

$$PO \begin{bmatrix} OH \\ OH \\ O\text{-}C^3H^5 \begin{bmatrix} OC^{18}H^{35}O \\ OC^{18}H^{35}O \end{bmatrix} \end{bmatrix}$$

Acide distéaroglycérophosphorique.

Ces trois acides peuvent, eux aussi, se combiner
aux bases organiques, avec une en particulier que
l'on appelle la *choline*, et former ainsi les composés
qu'on a appelés *lécithines*. Il peut donc y avoir trois

lécithines au moins, une lécithine distéarique, une dioléïque, une dipalmitique. Il pourrait se faire aussi des lécithines renfermant dans leur molécule **deux** acides gras différents, par exemple, une lécithine oléo-stéarique, stéaro-palmitique, etc. Toutes ces combinaisons ont d'ailleurs des propriétés physiques et **chimiques** très voisines.

De tous ces corps, le plus important de beaucoup, celui qu'on trouve plus abondamment répandu chez l'homme ou dans la plante, c'est la *lécithine distéarique*, dont l'appellation chimique est : distéaroglycérophosphate de triméthyl-hydroxéthylène-ammonium ou *distéaroglycérophosphate de choline*.

$$PO \begin{cases} OC^3H^5 \begin{cases} OC^{18}H^{35}O \\ OC^{18}H^{35}O \end{cases} \\ OH \\ OC^2H^4-Az \begin{cases} (CH^3)^3 \\ OH \end{cases} \end{cases}$$

Lécithine distéarique.

C'est elle qui constitue la presque totalité de la substance phosphorée du jaune d'œuf.

La *choline* qui intervient dans cette constitution est une base ammoniacale du groupe des amines et dont on a fait la synthèse. Elle se produit abondamment dans la putréfaction et compte parmi les ptomaïnes.

ÉTAT NATUREL. — La lécithine distéarique est très répandue chez les êtres vivants ; on la trouve dans le jaune d'œuf, le cerveau, les nerfs, les muscles, le lait, la bile, le sang, le sperme, les œufs de poissons, la levure de bière, les graine des légumineuses : pois haricots, lentilles, lupin, etc. ; dans les spores et les jeunes pousses au printemps; en un mot, dans tous les tissus en voie de développement ou susceptibles de fournir plus tard un développement actif.

Le tableau suivant indique quelques chiffres :

CENT PARTIES CONTIENNENT	DE LÉCITHINE
Cerveau substance blanche.....	11 »
— — grise.....	2,50
Foie............................	2,2
Thymus.........................	7,51
Rétine..........................	2,08 à 2,89
Spermatozoïdes.................	1,5
Bile de la vésicule	0,22
Globules rouges................	0,72 à 1,86
Chyle..........................	0,83
Spermatozoïdes du saumon.....	7,50
Lait...........................	0,10
Jaune d'œuf....................	6,80
Haricots.......................	1 »
Lentilles.......................	1 »
Lupin.........................	2 »

PRÉPARATION. — La lécithine peut s'extraire de la matière cérébrale, mais c'est généralement le jaune d'œuf que l'on utilise de préférence comme étant riche en produit.

Les méthodes classiques habituellement employées sont les suivantes :

Strecker épuise le jaune d'œuf par de l'alcool éthéré chaud, qui enlève la lécithine et les matières grasses ; on chasse l'éther par évaporation, puis par addition de chlorure de platine en solution acide on obtient un précipité floconneux de chloroplatinate de lécithine que l'on décompose dans l'éther par l'hydrogène sulfuré. Après filtration et évaporation du véhicule on obtient une masse cireuse qui est de la lécithine en partie à l'état de chlorhydrate.

Hoppe-Seyler et Diakonow épuisent les jaunes d'œufs par de l'éther froid, puis par un grand excès d'eau. Le précipité obtenu au sein de l'eau est mis en digestion avec de l'alcool à 85° à une température de 50°. La solution alcoolique obtenue est évaporée rapidement en consistance sirupeuse dans le vide à 60°, puis abandonnée 24 h. à une température de — 5 à — 20°. La lécithine se dépose en grains arrondis que l'on sèche dans le vide.

Diakonow a indiqué un autre procédé permettant de séparer les diverses variétés de lécithines de l'œuf. Il traite par l'alcool fort le jaune d'œuf préalablement épuisé par l'éther et refroidissant à — 10° il se sépare de la lécithine dioléique cristallisée. Le liquide alcoolique évaporé dans le vide laisse déposer de la lécithine distéarique ; enfin l'éther de lavage du début donne par évaporation une lécithine dipalmitique.

Ces procédés, en somme assez compliqués, donnent des produits bien différents comme aspect et comme pureté.

On peut dire d'ailleurs que la préparation de la lécithine pure est très difficile et c'est pour cette raison que jusqu'à présent on n'avait pu songer à l'employer en thérapeutique.

Nous avons été assez heureux, après de nombreuses expériences poursuivies pendant près de deux années, et portant à la fois sur les lécithines végétales et animales, pour obtenir, par une méthode toute personnelle, de la lécithine distéarique pure, c'est-à-dire celle qui constitue la majeure partie de la matière phosphorée du jaune d'œuf. Nous tenons à ajouter que nous avons été puissamment aidé par les conseils de M. Moreau, agrégé de chimie à la Faculté de Médecine de Lyon, qui a bien voulu accepter d'analyser et de doser nos produits à mesure que nous avancions dans nos essais. C'est donc une garantie absolue pour le produit que nous avons obtenu.

PROPRIÉTÉS. — La lécithine distéarique pure est blanche, cristalline, pulvérulente; mélangée d'un peu de matière grasse ou de lécithine dioléique, elle se présente en masse plus ou moins molle, souvent d'aspect cireux, de coloration variant du jaune paille au jaune orange si elle a été un peu chauffée. Elle est très soluble dans l'alcool fort et à chaud, mais une partie se précipite par refroidissement, très soluble dans le chloroforme, dans le sulfure de carbone, moins soluble dans les huiles, dans l'éther, la benzine, peu soluble dans l'éther de pétrole, insoluble dans la glycérine dans laquelle elle fond si on chauffe au-dessus de 100°. Elle est insoluble dans l'eau froide et chaude, mais s'y gonfle, surtout à chaud, en donnant une sorte d'empois et en se colorant. Chauffée, elle se ramollit, se colore dès 55°, fond entre 90 et 100°, puis brûle avec une flamme fuligineuse.

Les acides et les bases la dédoublent en choline et acide distéaroglycérophosphorique qui peut lui-même, sous l'influence des alcalis, se décomposer en phosphate, stéarate et glycérine.

Elle n'est que très lentement attaquée par le suc

gastrique, mais le suc pancréatique la dédouble en acide gras, acide glycérophosphorique et choline.

C'est à la fois une base et un acide pouvant se combiner aux acides, même l'acide carbonique, pour donner des combinaisons peu stables. Elle se combine surtout avec le chlorure de platine et le chlorure de cadmium en donnant des sels doubles dont la constitution varie avec le mode d'obtention à froid ou à chaud.

Calcinée seule ou en présence d'un mélange de nitrate de potasse et de carbonate de soude, elle fournit un résidu, qui, repris par l'eau, contient un phosphate alcalin et donne des réactions des phosphates.

La lécithine présente quelques réactions d'identité permettant de la différencier très nettement des phosphates, glycérophosphates, hypophosphites qu'on pourrait lui ajouter ou substituer. Elle est complètement soluble à chaud dans l'alcool et le chloroforme. Seuls les hypophosphites sont solubles dans l'alcool, ils sont insolubles dans le chloroforme.

Elle se différencie des nucléines en ce que celles-ci sont insolubles dans l'alcool, et solubles dans les alcalis et même dans le phosphate de soude.

III

ACTION PHYSIOLOGIQUE

ORIGINE ET RÔLE DE LA LÉCITHINE DANS L'ÉCONOMIE. — Le phosphore est un des éléments importants entrant dans la constitution des êtres vivants. Il s'y trouve à l'état de combinaisons minérales et organiques ; les combinaisons minérales sont les phosphates de potasse, de soude, de chaux et de magnésie ; les combinaisons organiques comprennent les nucléoalbumines, les nucléines et la lécithine.

Toutes ces combinaisons sont indispensables à l'organisme, mais parmi elles les combinaisons organiques et surtout la lécithine semblent être les plus utiles. Son accumulation spéciale dans le cerveau et le jaune d'œuf, sa présence dans les éléments cellulaires jeunes, dans le lait, dans les tissus animaux et végétaux, dans des organes et substances importantes telles que le cerveau, le sang, les globules blancs, la moelle, les spermatozoïdes, les ovules, le pollen, l'embryon, dans tous les tissus en voie de développement ou susceptibles de fournir plus tard un développement actif, montre bien qu'elle doit jouer un rôle important dans l'édification des organes.

Quelle est son origine dans l'économie, est-elle apportée directement par les aliments végétaux ou animaux, se forme-t-elle synthétiquement dans l'organisme aux dépens des phosphates et des matières albuminoïdes ou des graisses, c'est ce que l'on ignore. Cependant Dastre et Morat ont indiqué que quand certaines cellules dont la vitalité a diminué sont le siège d'une active formation graisseuse, cette dégénérescence paraît être précédée de la formation exagérée de lécithines.

Quelle que soit son origine, examinons maintenant quel est son rôle dans l'économie.

Sans lécithine, dit le professeur Soulier, ni tubes nerveux, ni hématies, ni tant d'autres cellules. On lui fait jouer un rôle dans la coagulation de la myosine du muscle ; sa présence dans les leucocytes a fait admettre qu'elle pouvait avoir une action sur la coagulation du sang.

Mais son véritable rôle, c'est probablement de constituer la combinaison phosphorée la plus capable de s'assimiler, de s'adapter aux différents tissus pour leur fournir, par dédoublement, le phosphore qui leur est nécessaire et qu'ils transforment, par voie synthétique, en de nouvelles combinaisons phosphorées indispensables pour l'accomplissement de leur fonction vitale. Les phosphates minéraux de l'économie représentent la forme ultime de transformation, ils ne subissent plus de modifications et après avoir joué leur rôle ils sont éliminés tels que dans l'organisme. La lécithine est en quelque sorte la combinaison phosphorée circulante, l'agent convoyeur de phosphore, cédant au tissu osseux de l'acide phosphorique pour la formation du phosphate de chaux, aux globules sanguins de l'acide phosphorique pour produire du phosphate de soude, etc.

Son action sur la production du tissu osseux doit être très importante. On sait en effet que les combinaisons organiques du phosphore sont beaucoup mieux fixées par l'économie, aussi bien pendant la période de l'ostéogénèse chez l'enfant que chez l'adulte pour la régénération du tissu osseux. On sait encore que l'assimilation de la chaux destinée à la formation du squelette est un phénomène complexe et que pour être fixés les sels calcaires doivent être engagés dans des combinaisons organiques riches en phosphore. Aussi pour favoriser l'ossification, préfère-t-on aux phosphates purs des aliments riches en composés organiques phosphorés, jaune d'œuf, poisson, lait, etc.

Diakonow admet qu'une partie au moins de l'acide phosphorique du tissu osseux provient de la décomposition sur place de la lécithine que l'on trouve toujours à côté d'une combinaison calcaire spéciale, dans la pulpe dentaire et dans les os des très jeunes animaux aussi bien que dans le jaune d'œuf où elles servent ensemble à former de toutes pièces le système osseux du jeune poulet.

Suivant W. Maxwell, la lécithine serait la source des phosphates qui se déposent dans le cartilage pendant l'ostéogénèse.

Elle joue un rôle manifeste dans l'édification du jeune poulet puisqu'elle disparaît pendant l'incubation.

La lécithine peut encore être considérée comme un véritable aliment plastique. A côté du phosphore elle contient en effet des corps gras, des matières azotées, qui subiront des phénomènes d'oxydation ou de synthèse et participeront à la construction des tissus et à la production de la chaleur et de l'énergie.

La lécithine
dans le
fonctionnement
du
cerveau.

La lécithine est intimement liée à la nutrition et au fonctionnement du cerveau puisque dans la plupart des affections du cerveau et de la moelle, d'après Teissier, les phosphates de l'urine subissent une hyperexcrétion notable indiquant une désassimilation de la substance nerveuse et probablement de la lécithine.

Il semblerait résulter d'une ancienne analyse de Lassaigne que chez les aliénés les graisses et les lécithines diminuent dans la substance blanche. Le travail cérébral paraît aussi user de la matière organique phosphorée, puisque d'après Byasson l'activité cérébrale augmente l'élimination des phosphates.

En résumé, la lécithine intervient dans bon nombre de réactions physiologiques, en particulier dans le fonctionnement du cerveau, l'ostéogénèse, la nutrition en général, l'édification des tissus ; elle occupe donc une place de première ordre dans l'économie par l'importance de ses fonctions.

IV

ACTION THÉRAPEUTIQUE

Les considérations exposées précédemment montrent quel rôle essentiel joue la lécithine en tant que substance phosphorée dans le fonctionnement de nos organes et tissus les plus importants. Il semble donc logique de l'administrer toutes les fois que nos tissus n'ont pas leur quantum physiologique de phosphore. C'est ce qui arrive dans toutes les affections qui provoquent une élimination plus abondante de phosphates par les urines, diabète, phosphaturie, maladies du cerveau et de la moelle, tuberculose au début, ostéomalacie, rachitisme, etc. Des essais expérimentaux et cliniques ont montré l'exactitude de cette hypothèse.

Danilewsky fut un des premiers à expérimenter la lécithine. Dans un mémoire présenté à l'Académie des sciences (1895), sur l'influence de la lécithine sur la croissance et la multiplication des organismes, il admet que la quantité de substance phosphorée contenue dans la cellule est une condition très importante pour l'énergie de la croissance et de la multiplication. Il établit d'abord que l'injection sous-cutanée de lécithine aux chiens augmente considérablement l'hémoglobine et le nombre des globules rouges du

La lécithine augmente les globules rouges.

sang qui s'élève à 800.000 et 1.000.000 au-dessus de
la normale. Cette amélioration dans la composition du
sang arrive assez rapidement, quelques jours après
l'injection et dure fort longtemps.

Ajoutant une petite quantité de lécithine à de
l'eau contenant du frai de grenouilles, il remarqua
qu'après trois mois les têtards lécithinés étaient
beaucoup plus gros que d'autres têtards conservés
pour contrôle. Poursuivant ses études sur d'autres
séries animales et même végétales, il arrive au
même résultat : c'est ainsi que la racine d'une plante
de cresson plongeant dans de l'eau lécithinée double
sa longueur par comparaison avec une plante de
contrôle, en même temps elle se couvre de poils en
plus grande quantité que la racine normale. Danilewsky conclut de ses essais que l'on doit attribuer à
la lécithine une influence stimulante directe d'une
grande importance sur les processus de multiplication des éléments cellulaires.

Après lui, Selensky montra l'action favorable de la
lécithine sur l'hématopoïèse ou formation des globules blancs.

Serono de Turin fut le premier à pratiquer des
injections sous-cutanées de lécithine chez l'homme.
Il l'expérimenta sur des tuberculeux, des neurasthéniques, des chlorotiques, des vieillards, et il constata
toujours une amélioration de l'état général avec augmentation de l'appétit et des forces et une augmentation du poids ; il en conclut que la lécithine possède
une action reconstituante comparable à celle de l'ar-
senic, mais plus rapide.

D'autres expérimentateurs italiens arrivèrent au

même résultat en introduisant la lécithine dans la thérapeutique infantile.

En France, Desgrez et Aly Zaky étudièrent l'influence de la lécithine sur les échanges nutritifs. Ces deux expérimentateurs, considérant que les matières albuminoïdes et les graisses injectées sous la peau étaient difficilement absorbées, songèrent à essayer dans les mêmes conditions la lécithine qui est à la fois une matière grasse et une substance azotée et phosphorée avec l'espoir qu'elle serait mieux utilisée par l'organismc. Deux lots de cobayes adultes, soumis à un régime d'entretien exactement déterminé, furent mis en expérience. Le premier lot servit de témoin. Les animaux du deuxième lot reçurent tous les huit ou dix jours une injection sous-cutanée de lécithine dans de l'huile d'olive stérilisée. La lécithine utilisée avait été préparée par le procédé de Hoppe-Seyler et Diakonow.

Au bout d'un mois les cobayes du premier lot (lot témoin), éliminaient en moyenne par kilo et par 24 heures 0,14 d'acide phosphorique et 0,38 d'azote total, ils avaient augmenté en poids de 120 grammes chacun. Ceux du deuxième lot (ayant reçu de la lécithine), après un mois éliminaient en moyenne par kilo et par 24 heures 0,09 d'acide phosphorique et 0,62 d'azote total ; ils avaient augmenté en poids chacun de 310 grammes. Ces derniers animaux avaient donc pris davantage de poids, ils éliminaient moins d'acide phosphorique et plus d'azote que ceux du premier lot. Aussi les auteurs concluent ainsi : Les lécithines injectées par voie sous-cutanée exercent sur les échanges nutritifs une action favorable se manifestant par une fixation plus grande du phosphore, une augmentation notable de l'azote, un accroissement marqué du poids.

Plus récemment, Gilbert et Fournier ont publié de nouvelles recherches portant sur des animaux et sur l'homme. Ils ont administré la lécithine par la voie sous-cutanée et la voie digestive.

La lécithine
n'est
pas toxique.

L'administration, à des cobayes et à des lapins, soit de doses de 1 à 3 grammes en une seule fois en injection sous-cutanée, soit de 0,60 tous les cinq jours pendant un mois, n'a pas déterminé le moindre trouble chez ces animaux, donc *la lécithine n'est pas toxique*. Chez des tuberculeux présentant des lésions avancées d'un ou des deux sommets les résultats ont été très concluants : augmentation assez notable du poids même dans un cas chez un fébricitant. Chez les neurasthéniques les résultats sont aussi fort encourageants.

LES DIFFÉRENTES FORMES DE LA MÉDICATION PHOS-PHORÉE. — Les différentes formes de la médication phosphorée si couramment employées, phosphore, phosphates, glycérophosphates, n'ont-elles pas une action analogue à la lécithine? C'est ce que nous allons passer en revue pour démontrer la supériorité évidente de ce dernier produit.

Le phosphore administré à l'état métalloïdique, soit en pilules, soit en dissolution dans l'huile est très toxique et très oxydable à l'air, il subit donc des modifications qui le font absorber à l'état de phosphate ou d'acide phosphorique.

L'assimilation des *phosphates minéraux*, bien qu'admise par Chossat et Boussingault, Gosselin et

Milne-Edwards, n'en est pas moins fortement niée par bon nombre d'expérimentateurs qui veulent comme Robin que ce soit sous forme de glycérophosphates que les phosphates soient absorbés. Le phosphate monocalcique lui-même, pourtant si couramment prescrit en solution, leur semble peu absorbé.

Les glycérophosphates qui ont eu tant de succès, mais dont la vogue semble diminuer, constituent bien une combinaison organique du phosphore. Robin qui a affirmé l'efficacité de ces sels s'est inspiré de l'idée suivante : les lécithines qui sont des combinaisons à base d'acide glycérophosphorique sont des produits de première importance pour los tissus, il est donc naturel d'admettre que les glycérophosphates puissent être utiles. Pour Robin l'administration de ces glycérophosphates aurait pour but de fournir à l'organisme un élément facile à transformer en lécithine.

La médication glycérophosphatée n'est donc en quelque sorte qu'une étape avant d'arriver à la lécithine et si cette dernière n'a pas été employée plus tôt, c'est que sa préparation est difficile et son coût élevé.

ABSORPTION ET MODE D'ACTION DE LA LÉCITHINE. — L'emploi de la lécithine en thérapeutique soulève une question très importante ; toute substance, quelle qu'elle soit, nutritive ou médicamenteuse, a besoin pour agir valablement d'être absorbée : la lécithine est-elle absorbée ? Elle l'est sûrement, administrée par la voie sous-cutanée, les expériences de Serono de Turin et de Desgrez et Aly Zaky en font foi ; par la voie digestive, son absorption est également certaine.

Le suc pancréatique la dédouble bien, comme nous l'avons dit dans les propriétés chimiques, en acide gras, acide glycérophosphorique et choline, mais par analogie à ce qui se passe dans la digestion des corps gras, ces différents éléments se recombinent en traversant la muqueuse, pour reformer la lécithine par voie de synthèse après l'assimilation. Bunge a d'ailleurs observé que la résorption dans l'intestin de la lécithine et de ses produits de dédoublement est complète puisque l'on ne trouve dans les fèces ni lécithine ni acide glycérophosphorique. La présence de la lécithine dans le lait et dans les œufs est d'ailleurs un argument en faveur de son rôle alimentaire et de son absorption. A ces preuves il faut ajouter les expériences déjà citées de Gilbert et Fournier qui ont employé en clinique la lécithine par la voie sous-cutanée et gastrique et ont obtenu de bons résultats.

On peut se demander maintenant par quel mécanisme agit la lécithine. Elle doit sans doute ses propriétés thérapeutiques à deux causes ; la première, la plus importante, c'est qu'elle est un composé organique phosphoré complètement assimilable, facilement dédoublable et capable de s'adapter aux divers tissus et de leur fournir le phosphore dont ils ont besoin, mais il semble encore que la lécithine ait une action spéciale, simple action de présence. MM. Lépine et Martz ont établi que le suc pancréatique, par les peptones qu'il renferme, est capable de stimuler l'action de la levure de bière. La lécithine produirait sur le protoplasma des cellules une action stimulante analogue, ce qui explique que dans les expériences de Danilewsky sur les têtards, de faibles quantités de lécithine aient pu produire une action manifeste.

Mais ne pourrait-on pas administrer directement le jaune d'œuf comme substance lécithinifère puisque c'est de lui qu'on l'extrait. Sans doute, et ses propriétés nutritives sont bien connues : Brillat-Savarin conseille le jaune d'œuf à la syphilde prise de l'envie de se matérialiser. Mais dans le jaune d'œuf la lécithine est noyée dans une grosse quantité de matières grasses, elle s'y trouve de plus combinée avec une matière albuminoïde et cette combinaison est diversement attaquable par les sucs digestifs suivant leur composition, elle l'est surtout peu chez les malades dont les organes digestifs ne fonctionnent pas normalement. Il ne faut pas oublier d'autre part que chez les malades qui sont justifiables d'un traitement à la lécithine, les combustions internes sont plutôt retardées. L'administration du jaune d'œuf qui contient à côté de peu de lécithine, des nucléines, une forte proportion d'huile, une matière albuminoïde, nécessitera pour la décomposition et l'assimilation de ces dernières substances une oxydation intra-organique intense que le malade ne peut fournir : il s'en suit que l'oxydation est incomplète et qu'il y a formation exagérée d'acide urique que le sujet doit éliminer. Avec lécithine rien de pareil puisque, comme tous les auteurs l'ont établi, elle élève le coefficient d'oxydation azotée, c'est-à-dire qu'elle fait baisser le taux de l'acide urique et facilite sa transformation en urée.

Dans le jaune d'œuf cuit et les cervelles, la lécithine est en grande partie décomposée par la chaleur, puisque dès 55° elle s'altère, ce qui leur enlève toute valeur médicale.

Il existe encore d'autres substances riches en phosphore, abondamment répandues dans les organes et qui jouent un rôle très important dans l'édification des cellules et des tissus, ce sont les *nucléines*, corps insolubles dont la préparation est facile, mais qui n'ont aucune valeur thérapeutique ; elles ne sont pas assimilables. Elles résistent, en effet, à l'action du suc gastrique et même du suc pancréatique ; elles ne peuvent donc être absorbées.

V

COMMUNICATIONS RÉCENTES, EXPÉRIMENTALES ET CLINIQUES

sur l'emploi de la Lécithine.

Déjà dans une première note à la Société de biologie, signalée dans le cours de ce travail, Desgrez et Aly Zaky avaient établi, par des essais faits sur des cobayes, les bons effets de la lécithine se traduisant par une augmentation de poids et une fixation plus grande du phosphore.

Dans une seconde note présentée à la séance du 15 juin 1901 et lue par M. Bouchard, les mêmes auteurs ont donné le résultat de nouvelles expériences faites sur les deux groupes d'animaux omnivores les plus communs, le cobaye et le chien. Les essais ont porté soit sur trois lots de trois cobayes chacun, soit sur trois chiens, frères, nés le même jour. Ils concluent que les lécithines de l'œuf augmentent l'appétit des animaux qui les reçoivent soit par voie sous-cutanée, soit par voie stomacale. Il en résulte un accroissement rapide du poids de ces animaux. (Les chiens lécithinés avaient augmenté en vingt-sept jours l'un de 2.050 gram., l'autre de 2.100 gr., pendant que le chien témoin n'avait pris que 1.480 gr.) L'urée, l'azote total urinaire, le coefficient d'utilisation azotée se trouvent augmentés, d'une façon constante, par l'administration de cette substance. On observe également une diminution notable de l'acide phosphorique éliminé par les urines. En d'autres termes les oxydations internes sont plus intenses, ce qui détermine une augmentation de l'urée au détriment de l'acide urique qui diminue.

Quelques jours après (18 juin), Lancereaux exposait à l'Académie de Médecine, plusieurs faits très intéressants touchant l'action thérapeutique de la lécithine, en particulier sur deux malades atteints de diabète pancréatique, arrivés à une période avancée de leur affection et qui, malgré tous les efforts, maigrissaient et dépérissaient journellement. Sous l'influence de la lécithine, ils ont augmenté rapidement de poids et leur état général s'est beaucoup amélioré. Nous résumons ces observations ainsi que quelques autres présentées par Lancereaux.

1re Observation. — Homme, 50 ans, diabétique, pèse 64 kg.; rend par vingt-quatre heures neuf litres d'urine contenant 1.125 gr. de sucre et 35 gr. d'urée. En trois mois, il a perdu 7 kilogr.

Le 9 mai 1901, il pèse 55 kg. 500.

A partir de ce jour, on lui donne 0 gr. 50 de lécithine par jour.

Le 22 mai, il pèse 56 kg. 700
Le 28 mai, — 57 kg. 300
Le 8 juin, — 58 kg. 500

Le malade a donc augmenté de 3 kilogr. en un mois; en même temps son état général s'est beaucoup amélioré et il n'élimine plus que 600 gr. de sucre par vingt-quatre heures.

2e Observation. — Homme, 46 ans, diabétique, a

perdu 14 kilogr. en un an. Elimine 330 gr. de sucre par jour, pèse 45 kilogr. Malgré un régime très nourrissant d'œufs et de viande crue, il maigrit encore.

Le 9 mai 1901, il pèse 42 kilogr.

On lui donne à partir de ce jour, 0 gr. 40 de lécithine par jour.

Le 15 mai,	il pèse	42 kg.	500
Le 22 mai,	—	44 kg.	300
Le 29 mai,	—	44 kg.	900
Le 8 juin,	—	46 kg.	

Le poids de ce malade a donc augmenté de 4 kg. en un mois ; son état général est très amélioré, il n'est plus affaissé ni abattu.

3ᵉ Observation. — Jeune homme, 18 ans, tuberculose osseuse avec dégénérescence amyloïde des reins et albuminerie abondante. On lui fait prendre pendant quinze jours, 0 gr. 30 de lécithine par jour et son poids augmente de 3 kilogr.

4ᵉ Observation. — Enfant de 10 ans, très maigre, dénourri, toussant, ayant un accès de fièvre tous les soirs, prend 0 gr. 20 de lécithine par jour pendant 1 mois. Son état général s'améliore d'une façon notable et son poids augmente de 2 kilogr.

5ᵉ Observation. — Fillette de 8 ans, atteinte de broncho-pneumonie avec amaigrissement considérable, prend 0 gr. 20 de lécithine par jour pendant 1 mois. Son état général s'améliore et l'enfant engraisse de 2 kilogr.

A ces observations présentées par M. Lancereaux, on peut ajouter le résumé de l'expérimentation clinique faite par Bergouignan, interne du service de M. Huchard : M. Bergouignan dit avoir obtenu, sous l'influence d'un traitement à la lécithine, plusieurs augmentations considérables et rapides de poids atteignant 2 à 3 kilogr. en moins de 15 jours chez des tuberculeux et chez une femme très anémique, atteinte d'ulcère de l'estomac.

De ces faits très importants d'observations cliniques, les expérimentateurs ont déduit les conclusions suivantes qui montrent tout le parti que l'on peut tirer de l'emploi thérapeutique de la lécithine.

Lancereaux conclut en disant que « *la lécithine constitue un excellent aliment et qu'elle peut rendre de grands services dans les cas de dénutrition rapide* ».

Les conclusions de Huchard sont que « *la médication à la lécithine doit prendre une place importante dans la pratique médicale pour le traitement de l'anémie, de la tuberculose, de certains diabètes et surtout de la neurasthénie* ».

Dans une des dernières séances de l'académie des sciences (23 septembre 1901), M. Bouchard a présenté une note de MM. Claude et Zaky sur les heureux effets produits par la lécithine dans la tuberculose. Leur étude a porté sur les animaux et sur l'homme.

Trois lots de cobayes de trois individus chacun ont été inoculés avec des bacilles de Koch. L'un de ces lots reçut 0,05 de lécithine par voie sous-cutanée, l'autre 0,05 de lécithine par voie stomacale, le troisième lot servit de témoin. Tous les animaux du lot témoin étaient morts au bout de cinquante jours

tandis que quatre sur six des animaux des lots lécithinés, bien que devenus tuberculeux, étaient encore
vivants trois mois après l'inoculation et leur poids est
resté stationnaire. La nutrition est meilleure chez
eux qu'elle n'a été chez les témoins et ils éliminent
beaucoup moins d'acide phosphorique par leurs
urines.

Leurs recherches sur l'homme ont porté sur
vingt malades atteints de tuberculose pulmonaire à
des degrés divers.

Chez huit tuberculeux, au début, ou à la première
période de la maladie, les résultats du traitement par
la lécithine ont été des plus satisfaisants. Les forces
ont augmenté, l'appétit à été réveillé presque immédiatement et le poids s'est accru dans des proportions
parfois considérables : deux, trois et même sept
kilos en moins de vingt jours. L'abaissement du taux
des phosphates dans les urines a suivi immédiatement
l'ingestion de la lécithine, enfin le coefficient d'utilisation azotée s'est élevé d'une façon constante, ce qui
indique une activité plus grande des combustions
organiques.

Dans cinq observations de tuberculose pulmonaire
au deuxième degré, la lécithine a également donné
des résultats très satisfaisants. Dans tous ces cas il y
a eu pendant l'ingestion du médicament une augmentation du poids chez des malades qui auparavant
maigrissaient, une diminution dans l'élimination
des phosphates et une augmentation du coefficient
azoté.

Chez quatre tuberculeux porteurs de vastes ca-
vernes les résultats ont été variables : l'évolution des

lésions n'a pas été modifiée, mais l'élimination des phosphates a été moins abondante.

Chez un jeune homme qui paraissait au début d'une tuberculose pulmonaire à marche aiguë, les signes physiques, comme les phénomènes généraux, se sont brusquement modifiés par l'emploi d'une dose journalière de 0,30 de lécithine. Le malade est sorti de l'hôpital avec quelques traces de lésions pulmonaires à un des sommets et un état général parfait.

Les auteurs concluent de ces recherches que la lécithine, grâce à son action en quelque sorte spécifique sur l'élimination des phosphates par les urines, à son influence remarquable sur les échanges nutritifs, peut être considérée comme un adjuvant précieux des méthodes de traitement de la tuberculose.

Bardet, s'appuyant sur des expériences déjà anciennes, a fait à la lécithine le reproche d'augmenter la proportion d'acide urique dans les urines.

Cette assertion est réfutée par tous les auteurs qui se sont occupés de l'action thérapeutique de la lécithine. Tous ont en effet établi, tant par l'expérimentation clinique que par des essais sur les animaux, que la lécithine augmente le coefficient d'oxydation azotée, c'est-à-dire diminue le taux d'acide urique.

Il est probable que Bardet s'est servi des lécithines impures que l'on préparait autrefois, et ce qui tend à le prouver, c'est l'assimilation qu'il fait de l'action des lécithines et de l'action du jaune d'œuf, ce dernier ingéré augmentant en effet la proportion d'acide urique pour les raisons que nous avons indiquées dans les pages précédentes.

VI

CONCLUSIONS

La lécithine
médicament
phosphoré et
phosphaté
par excellence.

En résumé, les lécithines, et en particulier la lécithine distéarique retirée du jaune d'œuf, présentent
des propriétés remarquables. Celle-ci est très répandue dans le règne animal et végétal où elle occupe
les organes les plus importants : cerveau, moelle,
sang, spermatozoïdes, etc. Son rôle dans l'économie
est considérable, elle est l'agent pourvoyeur de phosphore chargé de le distribuer aux différents tissus, à
mesure de leur besoin, et de présider à leur édification; son action est toute-puissante sur la nutrition,
le fonctionnement du cerveau et l'ostéogénèse. Elle
agit non seulement chez l'homme, mais encore chez
les animaux et les plantes.

Son absorption par la voie sous-cutanée ou gastrique
est certaine. Elle présente sur les autres médicaments
phosphorés, même les glycérophosphates, une supériorité incontestable. Elle n'est pas toxique et s'em-
ploie avec succès, d'après des essais cliniques, dans
les affections du cerveau et de la moelle, la phosphaturie, la neurasthénie, la tuberculose à tous les
degrés, dans les maladies par ralentissement de la
nutrition, chlorose, diabète, rachitisme, croissance
juvénile défectueuse, dans toutes les affections qui

provoquent une élimination abondante d'acide phosphorique.

On l'administre en injections hypodermiques huileuses contenant 0,05 de lécithine par centimètre cube, et de préférence par voie stomacale, sous forme de granulé sucré dosé à 0,05 par cuillerée à café, ou de pilules à 0,05.

La dose quotidienne de lécithine varie de 0,15 à 0,50, elle est habituellement de 0,25 à 0,30.

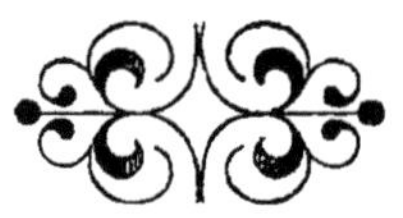

Lyon. — Imp. E. VITTE, rue de la Quarantaine, 18.

KOLA MONAVON

Régulateur de la Circulation. — Tonique reconstituant. — Antidéperditeur.

ÉLIXIR dosé à 1 gr. 20 de Noix de Kola vraie par verre à liqueur.

VIN dosé à 1 gr. 20 de Noix de Kola vraie par verre à Bordeaux.

KOLA GRANULÉE dosée à 1 gr. 20 de Noix de Kola vraie par cuillerée à café.

ANTISEPSIE DES VOIES RESPIRATOIRES

Sirop de Créosote VACHERON

Titré à 0,15 de Créosote pure de hêtre par cuillerée à bouche.

Sirop de Gaïacol VACHERON

au Gaïacol de Synthèse cristallisé

Titré à 0,15 de Gaïacol par cuillerée à bouche.

Créosote soluble VACHERON

Titrée à 0,30 de Créosote pure de hêtre par cuillerée à bouche destinée à la préparation de solutions créosotées limpides pour

Lavements, Boissons, Pulvérisations.

VENTE EN GROS :

VACHERON, pharmacien, 3, chemin d'Alaï, LYON